EL gimnasio EN CASA

TAMARA BLANCO

/ ejercicios / rutinas / equipamiento /

Tamara Blanco

El gimnasio en casa. - 1a ed. - Buenos Aires : Dos Tintas, 2009.
96 p.; 20 x 14 cm.

1. Gimnasia. I. Título
CDD 796.44

ÍNDICE

INTRODUCCIÓN

La actividad física es fundamental para que nos podamos conservar en forma y saludables desde el punto de vista médico y estético. Todo el mundo lo sabe, pero muy pocos lo hacen porque para comprometerse con una práctica deportiva necesitamos tiempo y responsabilidad.

El ritmo de vida actual nos ofrece decenas de excusas para alejarnos del deporte: el trabajo extenuante, el cuidado de los niños, la limpieza de la casa, la telenovela de la tarde, la distancia que nos separa del gimnasio más cercano o no contar con la indumentaria necesaria para concurrir a un club pueden ser excelentes pretextos para no ejercitarnos correctamente.

Hay ocasiones en las que decidimos realizar una actividad física, pero las obligaciones no nos permiten asistir a una clase de step o de gimnasia aeróbica. En otros momentos disponemos de ese tiempo libre, pero encontramos más cómodo quedarnos en el sofá del living mirando un programa de chismes en la televisión.

Es decir que, además de seguir disconformes con nuestro aspecto estético, no ayudamos al funcionamiento de nuestro organismo, el cual, con un poco de movimiento, se evitaría muchos problemas: acumulación de grasas, colesterol, hipertensión, falta de flexibilidad, complicaciones cardiorrespiratorias, flacidez, etcétera...

Para lograr encontrar ese tiempo y esa responsabilidad que mencionábamos al comienzo, tenemos la opción de realizar en nuestra casa una rutina de ejercicios que nos ayude a mejorar el rendimiento de nuestro cuerpo, a eliminar el estrés y las tensiones cotidianas, a sentirnos más livianos y a mejorar nuestro aspecto.

Con un poco de espacio, mucha creatividad y organización se podrá montar un gimnasio personal hasta en el más pequeño de los departamentos. Sólo es cuestión de decisión y de asumir el compromiso responsablemente.

Sin hacer grandes gastos innecesarios o elevados, este libro propone transformar el tiempo ocioso en el hogar en una activa rutina de ejercicios que nos servirá para recuperar la forma y para prevenir enfermedades.

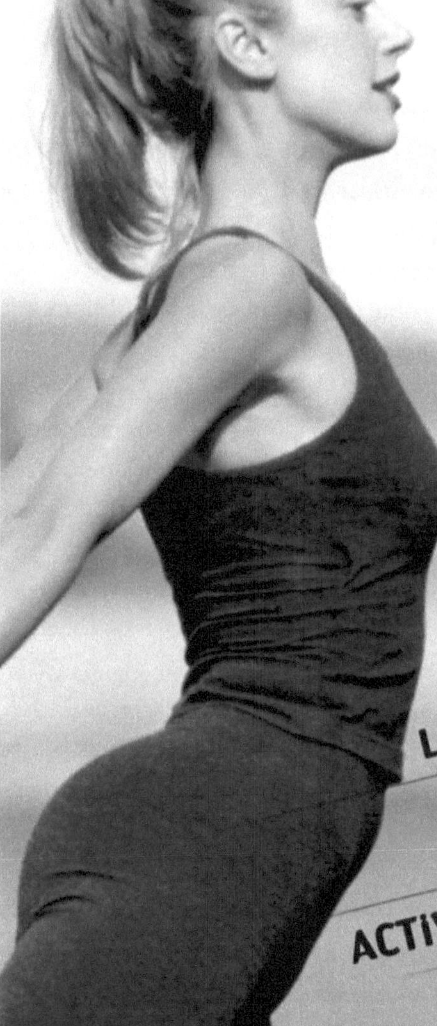

LAS VENTAJAS DE realizar ACTIVIDADES FÍSICAS

/ El gimnasio en casa

LAS VENTAJAS DE REALIZAR ACTIVIDADES FÍSICAS

Como hemos expresado al comienzo de este libro, una buena forma física no es simplemente una buena presencia física. Se trata, especialmente, de un normal funcionamiento de distintos parámetros que conforman el estado de salud de un individuo.

Con esto queremos ejemplificar que no estamos bien de salud cuando hemos bajado varios kilos a base de dietas inhumanas, sino que, además de mantener un correcto peso corporal, tenemos que tener en cuenta otros aspectos: ingerir una alimentación adecuada, conservar un buen estado psicológico y realizar chequeos médicos periódicos para asegurarnos de que todo está en orden.

Cuando hablamos de realizar una actividad física no queremos decir que usted deba entrenarse para un deporte de riesgo o pasar horas en un gimnasio. Solamente teniendo la constancia de ejercitarnos durante 30 minutos diarios con una intensidad moderada lograremos un excelente entrenamiento para nuestro sistema cardiocirculatorio. ¿Qué beneficios nos aporta esto?

Las ventajas de adquirir el hábito de ejercitarnos las sentiremos muy rápidamente. Luego de unos pocos días de comenzar con los ejercicios vislumbraremos los primeros cambios: nos sentiremos más livianos, mas "deshinchados"; con más energías para caminar, subir escaleras y llevar a cabo nuestras actividades diarias. Empezaremos a sentir que luego de realizar un esfuerzo nos recuperamos más rápidamente y el ritmo cardíaco será más estable.

Con el correr del tiempo y a medida que vayamos adaptándonos a la rutina de ejercicios los cambios serán más notorios: se tonificará y se fortalecerá la masa muscular, obtendremos mayor resistencia física para realizar esfuerzos, lograremos mayor plasticidad y elasticidad para todas las tareas cotidianas. Cargar las bolsas de las compras, mover un mueble, bajar las copas de la alacena o barrer el patio serán actividades que resultarán más sencillas y menos exigentes cuando logremos mejorar nuestro rendimiento físico.

Luego podremos ir puntualizando el entrenamiento de acuerdo con aquellas partes de nuestro cuerpo que queramos mejorar o modificar: brazos, piernas, caderas, hombros, espalda, pecho o abdominales. Sin llegar a rutinas de máxima exigencia, sólo con un poco de perseverancia y continuidad, la resistencia y la capacidad muscular podrán incrementarse entre un 20 y un 30%.

Por supuesto que toda actividad está relacionada con la edad y el estado físico de cada persona. En este punto no está de más aclarar que antes de iniciar una práctica deportiva –ya sea en un club, en un gimnasio o en nuestra casa– debemos realizar un chequeo médico y una consulta con un profesional para que nos informen sobre nuestro estado de salud y nos asesoren sobre el tipo y la exigencia de la actividad que podemos iniciar.

Es importante saber que la edad, el estado físico y la salud no representan un impedimento para ejercitarnos. Hoy existen técnicas y rutinas para cada persona. Por eso es fundamental consultar con nuestro médico qué tipo de deporte o disciplina podemos ejercitar de acuerdo con nuestro estado general.

Antes y después de llevar a cabo una actividad física en casa, existen dos pasos importantes que nunca debemos dejar de cumplir. Ellos son: el calentamiento anterior al ejercicio y la elongación al finalizar. Ambos procesos deben ser considerados como parte del ejercicio.

A través del calentamiento lograremos preparar el organismo para una exigencia mayor. A su vez, la elongación permitirá que relajemos y enfriemos los músculos.

EL CALENTAMIENTO, UN COMIENZO ELEMENTAL

El calentamiento es un paso fundamental que no debe postergarse por más sencilla y breve que sea la rutina que vayamos a encarar. Se trata de una serie de ejercicios de distinto grado de complejidad que deben hacerse de manera ordenada y metódica.

¿A qué movimientos se considera "calentamiento"?

Desde sentadillas, rotaciones de cintura o estiramiento de extremidades hasta rutinas más específicas que pueden demandar unos 15 a 20 minutos.
La principal finalidad del calentamiento es poner en funcionamiento todos los órganos del cuerpo y preparar el organismo para sobrellevar el esfuerzo al que será sometido.

Con una correcta entrada en calor, previa a la rutina, el cuerpo puede comenzar la ejercitación de la mejor manera. Luego del mismo todos los músculos y las articulaciones están preparados para hacer esfuerzos. Los órganos y aparatos aumentarán su respuesta y, también psicológicamente, el organismo se preparará para la actividad física.

Todo esto se traducirá en un mayor rendimiento, en una mejor respuesta del cuerpo ante la rutina que le exijamos y, fundamentalmente, estaremos evitando o disminuyendo al máximo la posibilidad de sufrir lesiones.

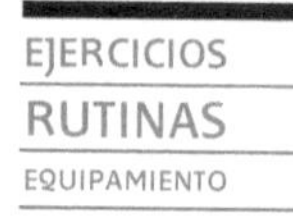

Veamos en detalle cuáles son los cambios que se producen durante el calentamiento en los distintos órganos y aparatos del organismo:

• Gracias a las pequeñas contracciones y elongaciones musculares, se prepara a los músculos para resistir el trabajo extra que deberán hacer en el ejercicio físico posterior. Esa acción de contraer y estirar el músculo varias veces permitirá una mayor velocidad y potencia en la contracción durante el ejercicio, además de lograr una contracción completa, cosa que no se logra cuando el músculo está inactivo y frío.

• En todo el sistema muscular el calentamiento evita desgarros, tirones y contracturas.

• Al mover las articulaciones reiteradamente, pero sin esfuerzos, las preparamos para movimientos más veloces y con mayor esfuerzo que requerirán más resistencia, como el que realizaremos al levantar una pesa o al impactar con fuerza sobre el piso.

• El correcto calentamiento de las articulaciones evita distensiones y esguinces.

• El trabajo de calentamiento provoca la apertura de un mayor número de alvéolos pulmonares por lo que una mayor cantidad de oxígeno llega a los capilares sanguíneos. Así se logra comenzar a eliminar mayor cantidad de dióxido de carbono y el sistema respiratorio logra expulsar muchas más toxinas durante la rutina física.

• Al lograr una mejor oxigenación se depura el organismo y se favorece un mejor funcionamiento de cada estructura corporal.

• El calentamiento produce un aumento ordenado y progresivo de la frecuencia cardiaca favoreciendo una mayor circulación de sangre a través del cuerpo.

• Si no lleváramos a cabo un calentamiento efectivo, el corazón comenzaría a bombear sangre de golpe y nos agitaríamos al poco tiempo de empezar la rutina con sensación de agotamiento y falta de aire.

• El sistema nervioso también se ve favorecido en el calentamiento, pues el movimiento prepara al organismo aumentando la capacidad de reacción, favoreciendo la percepción y la atención.

La duración del calentamiento

La extensión de un calentamiento depende del nivel y del estado de la persona. Esto lo determinará el médico o profesional que nos asesore al elaborar nuestra rutina. Las consultas a los especialistas, aunque realicemos una actividad física en nuestra casa, son indispensables para estar seguras.

Sin embargo, hay algunas pautas que siempre debemos tener en claro:
• Si el calentamiento es demasiado corto la temperatura corporal se modificará muy poco.
• Si es demasiado largo puede originar una fatiga que no nos permita completar la rutina.

Para aquellas personas con un estado físico poco ejercitado, que lleva a cabo actividades sedentarias y que recién inicia un entrenamiento, un calentamiento de unos 15 minutos estará bien. A medida que vayamos mejorando nuestro estado y el cuerpo resista cargas de trabajo mayores sin fatigarse podremos necesitar hasta 40 minutos de entrada en calor.
Recordemos que en un calentamiento sólo buscaremos que los grupos musculares, las articulaciones y los sistemas del organismo comiencen a funcionar bajo un esfuerzo mayor, con una mayor temperatura corporal. El calentamiento no tiene como finalidad cansarnos ni consumir energía. Si durante el calentamiento sentimos fatiga es porque estamos realizando un esfuerzo inadecuado.

El inicio del calentamiento debe ser muy pausado y de baja intensidad. Muchas veces haremos movimientos y hasta sentiremos que no entramos en calor. Lo que estamos haciendo es aumentar progresivamente las pulsaciones y la temperatura del cuerpo.

El calentamiento debe ser un proceso que mueva todos los grupos musculares, pero que no fatigue a ninguno de ellos. Es decir, se deben evitar las repeticiones de ejercicios que actúen sobre la misma zona. Con 5 a 10 reiteraciones de cada movimiento estaremos activando todos los músculos.

En síntesis, lo mejor que podemos hacer en un calentamiento es: movimientos o ejercicios en todos los grupos musculares con pocas repeticiones de cada uno.

Al mismo tiempo, más allá de ejercitar los distintos sectores del cuerpo, otra cosa que debemos tener en cuenta es no realizar pausas bruscas durante el calentamiento para no disminuir la frecuencia cardiaca.

En el caso de detenernos unos instantes, lo ideal sería mantenernos caminando o realizando movimientos circulares con las extremidades.

Si hemos de hacer una pausa, ésta será activa, caminando o realizando suaves movimientos articulares que mantengan el organismo en actividad. Una vez concluida la entrada en calor, no debemos dejar de pasar más de 5 minutos para iniciar la rutina.

Básicamente, un calentamiento modelo podría incluir:

• Un breve trote o caminata para poner en funcionamiento los sistemas del organismo y aumentar la temperatura corporal.

• Realizar un ejercicio de cada grupo muscular y de cada articulación para activar el organismo.

• Alternar trabajos en los distintos grupos o extremidades para no sobrecargar el cuerpo.

• Sin dejar de movernos, realizar cambios en la intensidad de los ejercicios.

• Tratar de respirar con normalidad para no fatigarnos.

LA ELONGACIÓN

La elongación es un paso fundamental de la ejercitación. De la misma manera que hemos descrito la importancia de la entrada en calor al comienzo del entrenamiento, para completar un proceso positivo para nuestro cuerpo no debemos evitar dedicar unos minutos a la elongación.

Cualquier persona que lleva a cabo una actividad sedentaria –como estar sentados frente a una computadora durante una jornada laboral– sabe lo placentero y beneficioso que es, cada cierto período de tiempo, levantarse unos minutos y estirar las piernas y los brazos. Algo muy parecido a lo que nuestros perros y gatos hacen a menudo, sin ir más lejos.

Elongar es estirar nuestros músculos luego del entrenamiento para favorecer un enfriamiento progresivo de los mismos y así evitar lesiones, fatiga muscular y cansancio.

Pero, además de contribuir con el cuerpo para completar una rutina favorable, el sólo hecho de practicar la elongación (como veremos más adelante) trae un sinnúmero de beneficios:

- Previene caídas
- Alivia dolores
- Mantiene su rango de movimiento

- Mejora el equilibrio
- Soluciona problemas de postura
- Disminuye la tensión
- Combate el estrés
- Activa la circulación y mejora la concentración

Es importante destacar que no alcanzará con elongar sólo después de hacer ejercicios. Además, si nos excedemos con las cargas físicas a las cuales nos sometemos, no evitaremos el cansancio o la fatiga muscular con una simple elongación. Es necesario saber que, sumada a la elongación posterior a la actividad deportiva, debemos tenerla presente como una práctica constante en nuestra vida. Si tomamos el hábito de elongar algunas veces al día, todos los días, nuestro cuerpo estará menos propenso a lesiones de cualquier tipo.

Algunos consejos a la hora de elongar

- Comience lentamente.

- No se fuerce.

- Sobre estirarse puede causar dolor y lesiones.

- Si duele, deténgase.

• Elongue todos los grupos musculares principales, aguantando cada elongación unos 30 segundos.

• Los principales músculos para elongar son: las pantorrillas, los músculos frontales y posteriores de los muslos, flexores de la cadera, del pecho y espalda (dorsales).

• Si lleva acabo una actividad muy sedentaria, puede elongar cuello, hombros, muñecas y tobillos.

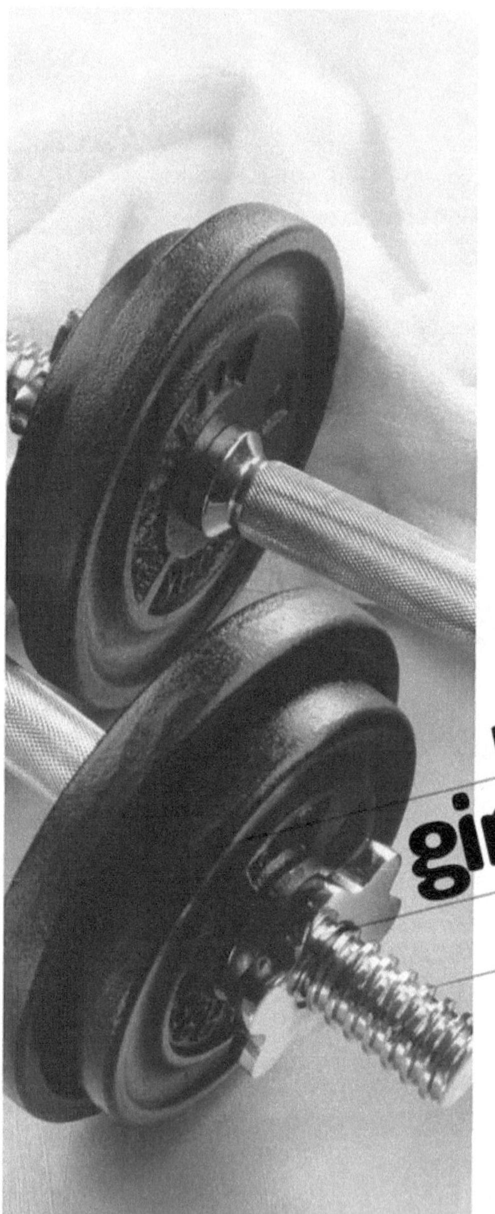

UN gimnasio EN CASA

/ El gimnasio en casa

UN GIMNASIO EN CASA

Como venimos contando desde el comienzo de este trabajo, la ejercitación y el entrenamiento físico aportan una larga lista de beneficios al organismo para mejorar nuestro estado de salud.

También, sumadas a las mejoras en la salud y a las ventajas físicas, se agregan otros aportes psicológicos que actúan directamente sobre el estado de ánimo de cada individuo:

• Si ejercitamos durante la mañana, comenzaremos el día con una energía renovada.

• Si el entrenamiento que nos proponemos es durante la tarde, luego de la jornada laboral, será más fácil disminuir la carga de estrés.

• Por el contrario, si el momento del día que elegimos para realizar ejercicios es la noche, podremos alcanzar una mejor relajación y un descanso más profundo.

¿Cuáles son las actividades físicas que podemos realizar para lograr canalizar esas ventajas?
Muchas. Dependen de nuestra edad, de nuestro estado físico, de nuestro tiempo libre y de nuestro gusto por los deportes. Podemos caminar, correr, andar en bicicleta, jugar al tenis, nadar, realizar una rutina de aparatos en un gimnasio, asistir a una clase de baile o llevar a cabo una práctica de gimnasia aeróbica.

Claro, aquí volvemos al comienzo: ¿Podemos hacer deporte cuando no disponemos de mucho tiempo? ¿O cuando no tenemos la voluntad para concurrir al club o asistir a una clase? Por supuesto que podemos. Si estamos ante alguna de estas disyuntivas, ha llegado el momento de convertir un ambiente o espacio de nuestra casa en un gimnasio personal.

La realización de una actividad física en la casa es una de las costumbres que más se han divulgado en los últimos tiempos. Si bien esto requiere un compromiso particular de nuestra parte, ya que somos nosotros quienes debemos controlarnos, los beneficios de entrenar en la comodidad del hogar son notables:

• Podemos seleccionar el horario y el momento del día en el cual ejercitamos.

• Decidir qué tipo de música escuchamos mientras llevamos a cabo la rutina.

• Elegir un lugar agradable de la casa para trabajar.

• Entrenar con una ropa que nos resulte cómoda.

• Optar por una rutina que nos sea agradable.

• Luego de consultar con nuestro médico y con un profesional podemos trabajar puntualmente aquello que queremos corregir de nuestro cuerpo.

Cuando tomamos la decisión de llevar a cabo una rutina de entrenamiento en nuestra casa, en la mayoría de los casos, lo hacemos en soledad o, como mucho, en compañía de otra persona. Por ello, siempre será más sencillo utilizar alguna especie de aparato o complemento de pesas que nos ayude en la labor.

Con sólo mirar los anuncios de la televisión o de las revistas, observaremos que en la actualidad nos encontramos con una enorme oferta de sistemas de entrenamiento hogareño que nos permiten realizar deporte en nuestra casa con la misma calidad que en un gimnasio o un club. Algunos de estos equipos son plegables y hasta pueden ocultarse debajo o detrás de un mueble después de usarlos, por lo que son adaptables a cualquier ambiente:

– CINTAS PARA CAMINAR O CORRER

Hay eléctricas, motorizadas y modelos más simples que sólo cuentan con un juego de rodillos. Sirven para caminar, trotar o correr. Por lo general cuentan con dispositivos de control que permiten contar la distancia recorrida, el tiempo, etcétera.

– BICICLETAS FIJAS

Es uno de los equipos más difundidos. Permite realizar el mismo ejercicio que sobre una bicicleta real pero en el living de casa. Cuentan con asientos regulables, computadora digital y los modelos más completos permiten modificar los pedales para aumentar la complejidad del esfuerzo.

– ELÍPTICOS

Se trata de "caminadores". Estos equipos simulan estar caminando o haciendo *trekking*. Cuentan con panel de control que mide la distancia, el esfuerzo y hasta las calorías consumidas.

– STEP

Se trata de dispositivos de unos 20 centímetros de altura que se emplean para llevar a cabo una rutina aeróbica ideal para trabajar las piernas y quemar calorías.

– MÁQUINAS DE MUSCULACIÓN

Estos dispositivos están ideados para trabajar más de un grupo muscular. Generalmente están diseñados para trabajar las piernas, la espalda y los brazos.

– REMOS

Estos aparatos permiten trabajar los brazos con distintos niveles de esfuerzo.

– BANCOS PARA REALIZAR PESAS

Se trata de un banco de pesas con dos soportes. Sobre el mismo es muy sencillo ejercitar los brazos y el pecho.

– EQUIPOS PARA ENTRENAR PIERNAS

Disponen de sistemas de pesas para trabajar los grupos musculares de las extremidades inferiores.

– MINIGIMNASIOS

Equipos que reúnen varias opciones de las mencionadas anteriormente. Son la alternativa ideal para quienes deseen realizar un completo complemento de aparatos. La contra de estos modelos es que sus dimensiones son mayores y requieren un lugar fijo.

28
gimnasio
en casa

– PESAS, BARRAS Y MANCUERNAS

Estos elementos sirven para trabajar los distintos músculos de los brazos y los pectorales.

– OTROS ACCESORIOS

En las casas de deportes y comercios del ramo se pueden encontrar cientos de complementos para facilitar nuestro entrenamiento:
- mancuernas para rellenar con agua o arena
- colchonetas
- pesas ajustables para brazos y piernas
- videos con rutinas de ejercicios

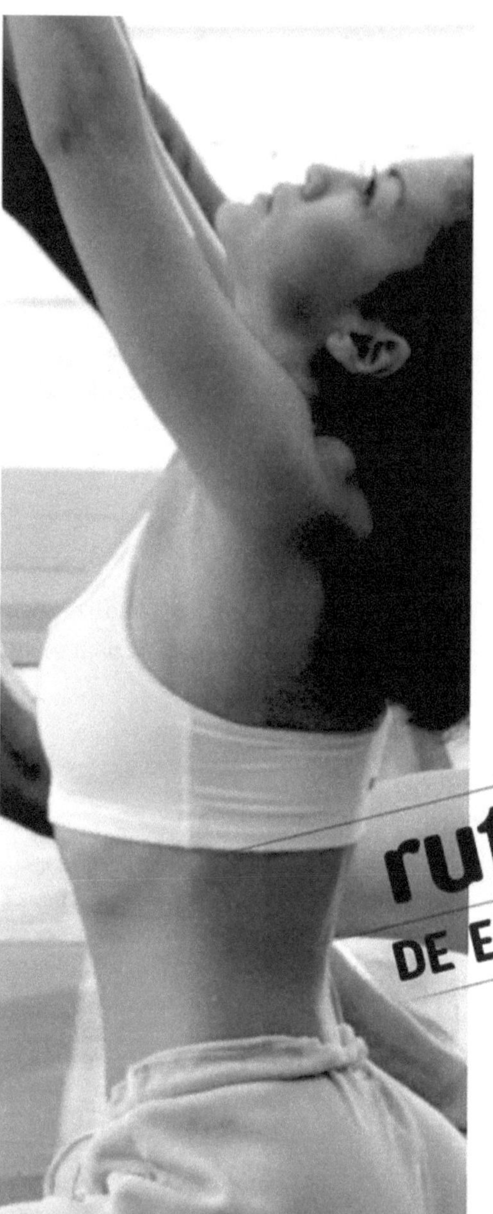

rutinas
DE EJERCICIOS

/ El gimnasio en casa

RUTINAS DE EJERCICIOS

Existen dos tipos de personas: las que realizan deporte y las que no llevan a cabo ninguna actividad física.

Desde aquí nos permitimos sugerirle a aquellas personas que no hacen ningún trabajo físico, que nunca es tarde para comenzar a ejercitar el organismo. Siempre se está a tiempo de abandonar la vida sedentaria que desarrollan millones de individuos en el mundo como consecuencia de los ritmos de vida de las ciudades y de esta sociedad informatizada que ha alejado al hombre de la vida al aire libre para sentarlo frente a un televisor o una computadora.

Dentro de las personas que realizan deporte, a su vez, encontramos a quienes lo hacen por pura convicción, porque les gusta, porque saben que con eso logran un mejor estado físico y un óptimo funcionamiento corporal. También, están quienes sólo hacen un deporte por una necesidad médica. Pero todos ellos deben saber que la alternativa de realizar una rutina de ejercicios en casa es una de las más fáciles de implementar.

Por lo general, la instalación de un gimnasio en casa o el acondicionamiento de un lugar específico para ejercitar el cuerpo está destinado a mejorar un sector puntual de nuestro cuerpo:
- las piernas
- el abdomen
- los brazos
- los pectorales

Pero también se buscan otros beneficios:
- flexibilidad
- estabilidad
- fuerza
- equilibrio

Lo ideal sería implementar una rutina balanceando todos esos puntos, que nos permita trabajar todo el cuerpo, regular nuestro peso, tonificar la masa muscular y lograr un mejor funcionamiento corporal.

El ejercicio con aparatos y complemento de pesas

Con una hora de ejercicio aeróbico de intensidad moderada se consumen aproximadamente 300 calorías, y si es lo suficientemente intenso, se mantiene un alto nivel de metabolismo durante varias horas después de la actividad. Puede ser el efecto de intensificación de la actividad metabólica de corta duración dado que puede suceder que nos cueste más con sólo actividades aeróbicas desarrollar fibra muscular.

Es innegable que el ejercicio aeróbico aporta grandes beneficios para la salud, pero tal vez sea recomendable añadir otro tipo de ejercicios tendientes a formar masa muscular, porque ésta, de forma automática, consume metabólicamente más calorías.

Los adultos perdemos al año gran cantidad de músculo por falta de uso, lo cual explica, en parte, la disminución del ritmo metabólico de 1 a 3% por cada década de vida. Esta es la razón por la que, con los años, nos va costando más mantenernos delgados.

Todo esto sencillamente significa que se queman menos calorías porque los músculos se hacen más pequeños. Si seguimos comiendo tanto como antes las calorías que no se queman se almacenan en forma de grasa, y como tiene menor densidad que los músculos, puede que, aunque uno mantenga el mismo peso a lo largo del tiempo, la cintura por ejemplo experimente una continua expansión.

Aunque se queman calorías tanto con ejercicio aeróbico como con el levantamiento de pesas, con las pesas tenemos una ventaja adicional que reside en las calorías que seguimos quemando aun cuando no estamos en el gimnasio.

Con el entrenamiento de fuerza se pueden quemar más calorías después del ejercicio y a lo largo de más horas que con el ejercicio aeróbico.

En un estudio realizado con hombres y mujeres, se observó que al hacer un programa de fuerza intenso durante 60 minutos, con series de entre 10 y 12 repeticiones y con descansos mínimos, su consumo metabólico subió aproximadamente un 9% durante las siguientes 15 horas después del ejercicio.
Aunque algunas mujeres se vuelven más fuertes al hacer un programa de complemento de pesas, la mayoría no experimenta desarrollo muscular alguno, dado que tienen niveles muy bajos de testosterona (que es la hormona masculina responsable del desarrollo muscular).

Muchas mujeres no van al gimnasio porque temen verse demasiado musculosas y poco femeninas. No obstante, es mejor aumentar mínimamente la masa muscular que aumentar la cantidad de grasa, aún teniendo el mismo peso corporal.

Los beneficios del trabajo con pesas y complementos

• Aumenta la capilatización, es decir, hay más capilares sanguíneos trabajando y el corazón debe trabajar con menor esfuerzo.

• Ayuda a evitar las contracturas musculares ya que mejora las funciones de eliminación de desechos (ácido láctico), y también mejora el intercambio gaseoso y de nutrientes.

• Ayuda a optimizar la proporción grasa-músculo.

• Da forma a los músculos y embellece las formas del cuerpo en general.

• Mejora la postura y, por consiguiente, la amplitud de la mecánica respiratoria, lo que a su vez permite mejorar el proceso de digestión y disminuir el estreñimiento.

Una rutina no es algo que podamos desarrollar por nuestra cuenta. Ya hemos recomendado la consulta al médico, a un profesional que nos asesore sobre los ejercicios y el esfuerzo al que podemos someternos y, en el caso de adquirir una máquina de gimnasia o implementos para nuestro gimnasia, consultar sobre la correcta manera de utilizarlos.

Antes de recomendar algunas rutinas y ejercicios para comenzar a realizar en nuestra casa, se recuerda que cualquier rutina debe ser algo habitual. Es decir, no servirá de nada "matarnos" con ejercicios el sábado y no volver a hacer nada en toda la semana. Es preferible realizar pocas repeticiones y poco tiempo de ejercicios todos los días, o día por medio, que hacerlo de vez en cuando.

Ejercicios muy básicos para empezar

• Tumbada de espaldas llévese lentamente una rodilla hasta el pecho, mientras que estira la otra pierna tensando la punta del pie, alterne esta postura al menos 6 veces y respire con normalidad.

• Dar pequeños saltitos moviendo los pies con suavidad hacia delante y hacia atrás de manera alterna, deje los brazos sueltos, empiece con una distancia pequeña y vaya ampliándola progresivamente, respire con normalidad, aguante 10 segundos, descanse otros 10 y repítala de nuevo 3 veces más.

• De pie con las piernas separadas, ligeramente dobladas y con las manos en las caderas haga girar su busto y pelvis sobre su eje vertical, empiece por rotaciones de escasa amplitud y luego vaya ampliándolas, hacerlo durante 10 segundos, descansar otros 10 y repetir 3 veces.

Ejercicios específicos

Hacer los siguientes tres ejercicios con mancuernas de 1 kilogramo. En su defecto, pueden usarse paquetes de azúcar, arroz o harina del mismo peso.

PARA LOS HOMBROS

Colocar la espalda y los talones pegados a la pared. Los brazos paralelos al cuerpo, levántelos hasta la vertical procurando que rocen la pared, inspire cuando los está subiendo y espire cuando los baje. Haga este ejercicio al menos 6 veces. Después de unos segundos de reposo repita el ejercicio completo.

PARA LOS BRAZOS

Paradas, con las piernas separadas y la espalda muy recta. Con los brazos estirados en cruz haga círculos, realice seis círculos rápidos en un sentido y luego otros seis en el otro antes de relajar los brazos. Repita este ejercicio 3 veces intercalando algunos segundos de descanso entre cada repetición.

PARA LOS CODOS

Sentada con el codo y el antebrazo apoyados en la mesa. Levante el antebrazo hacia los hombros todo lo que sea posible y después bájelo. Respire con normalidad. Repita este flexión al menos 6 veces en cada brazo.

Para trabajar las piernas

• Con la espalda apoyada contra la pared, los pies separados unos 50 cm y apartados de la pared, baje lentamente el cuerpo, doblando las piernas como si quisiera sentarse en el suelo (llegue hasta donde pueda controlar la postura), mientras baje abra un poco las rodillas hacia los lados. Mantenga esta postura 10 segundos y vuelva a subir. Respire con normalidad y repita este ejercicio al menos 6 veces.

• Dé pasitos en punta de pie estirándose hacia arriba, durante 20 segundos. Respire con normalidad. Repita al menos 3 veces.

Ejercicio para la salud cardiovascular

• Una bicicleta fija
• Una cinta

Endurecer piernas y glúteos

• Sentadillas: Tomar una silla y hacer el gesto de sentarse y levantarse sin ayudarse con las manos. Después hacer lo mismo sin silla, con los pies abiertos y paralelos y evitando que las rodillas se vayan hacia delante. Empezar con dos series de 15 repeticiones.

Body step

Es una rutina que se lleva a cabo sobre una plataforma, una especie de "escalón" artificial, subiendo y bajando constantemente siguiendo una coreografía a través de una música acorde. Es una de las actividades favoritas de las mujeres en los gimnasios y, mediante un video (existen cientos en el mercado), podemos trasladar la clase a nuestra casa.

Es un ejercicio que fortalece el corazón, endurece las piernas y los músculos; modela los abdominales, quema muchísimas calorías, moldea las piernas y los glúteos; aumenta la fuerza muscular, mejora la coordinación y aumenta la agilidad.

Otros hábitos que mejoran nuestros músculos dentro y fuera de casa:

• Usar las escaleras siempre que podamos: dejemos el ascensor para los que pueden darse el lujo de acumular grasa.

• En nuestra vida cotidiana, hacer caminando todos los trayectos que podamos. Prescindir de vehículos por tramos de menos de 1 kilómetro. Organizar nuestro tiempo para poder hacerlo.

• Como regla general, movernos 10 minutos por cada hora que estemos inactivos.

• Hacer abdominales: 3 series de 16 abdominales cada mañana ayuda a mantener los músculos tonificados y no nos lleva
más que 10 minutos.

• Usar la bicicleta como actividad recreativa de los fines de
semana.

RUTINAS PASO A PASO

Para disminuir el dolor de espaldas

1. Esta posición elimina el dolor de espalda. Flexibiliza y aco-
moda las vértebras. Además, elonga los abdominales. Hay que
colocar la espalda recta y la cabeza erguida.

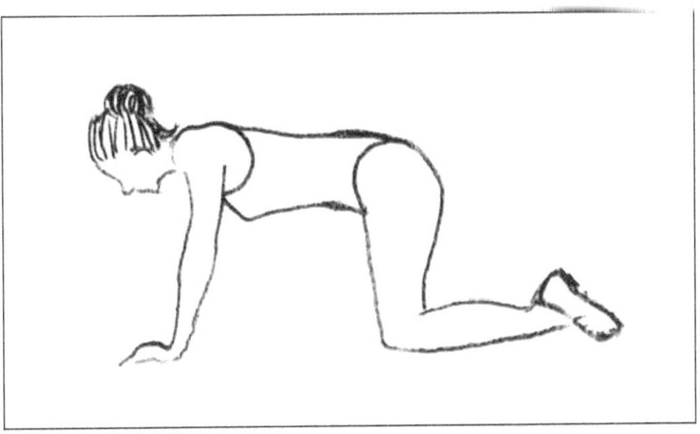

2. Bajar la cabeza y llevar el cuerpo hacia atrás.

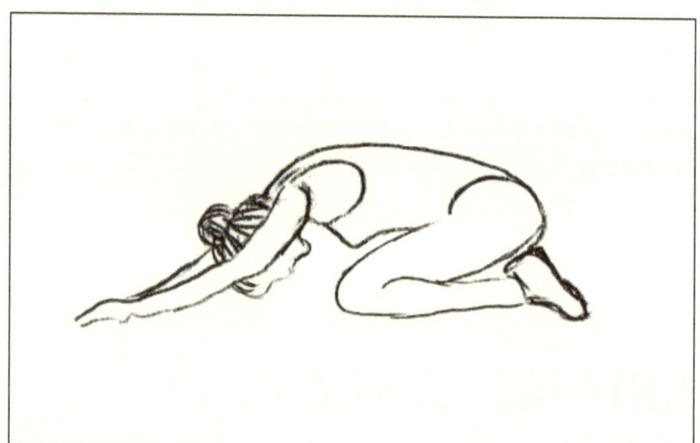

3. Arquear la columna y flexionar los brazos mientras se lleva el torso adelante.

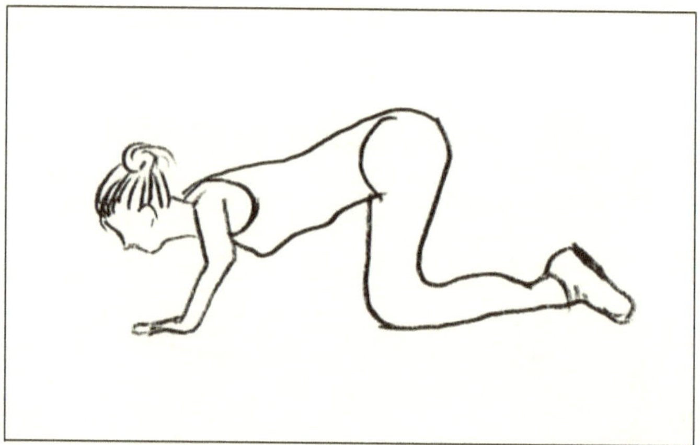

4. Para finalizar, extender los codos y levantar la cabeza.

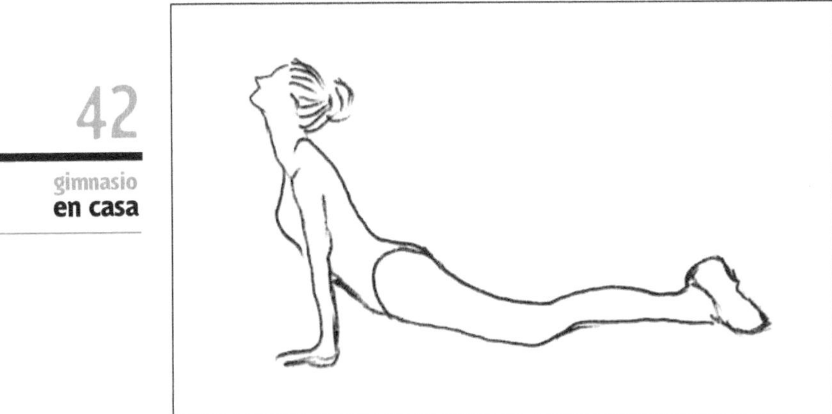

Repetir la secuencia en 3 series de 3.

Una rutina para comenzar en condiciones

1. Estirar los brazos y describir círculos hacia delante y atrás durante 4 minutos.

2. Tomarse las manos por detrás de la espalda y hacer fuerza hacia arriba. Repetir 2 durante 20 segundos.

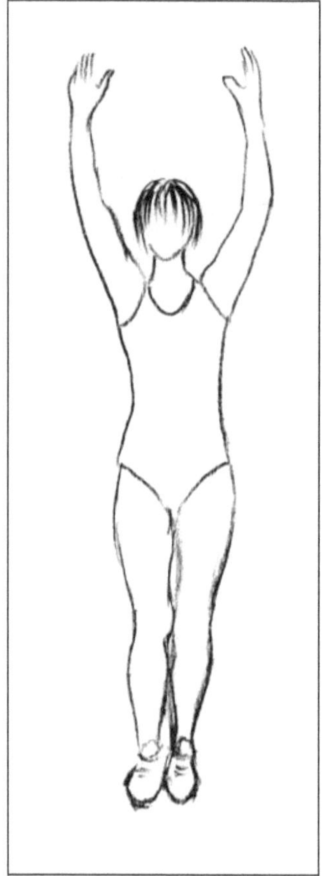

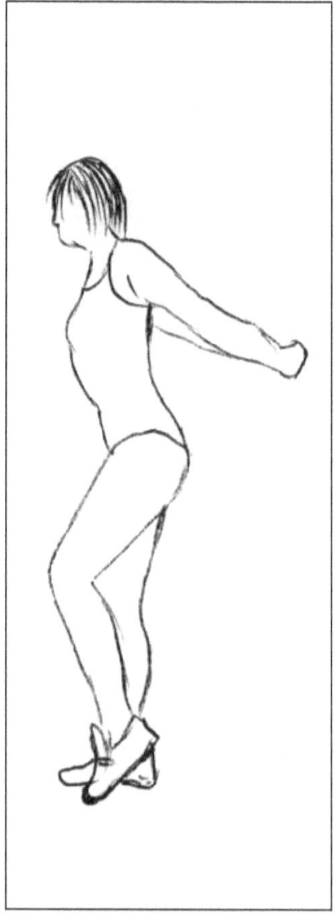

3. Tomar el empeine con la mano y llevar la pierna lo más arriba que se pueda. Realizar este movimiento con ambas piernas durante 25 segundos cada una.

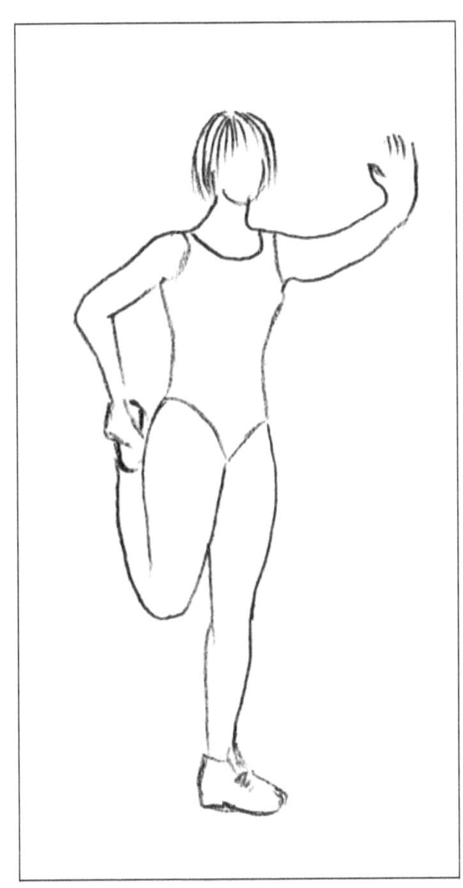

4. Colocar una pierna adelante y otra atrás y presionar con el cuerpo hacia el suelo. Repetir el mismo movimiento cambiando la posición de las piernas.

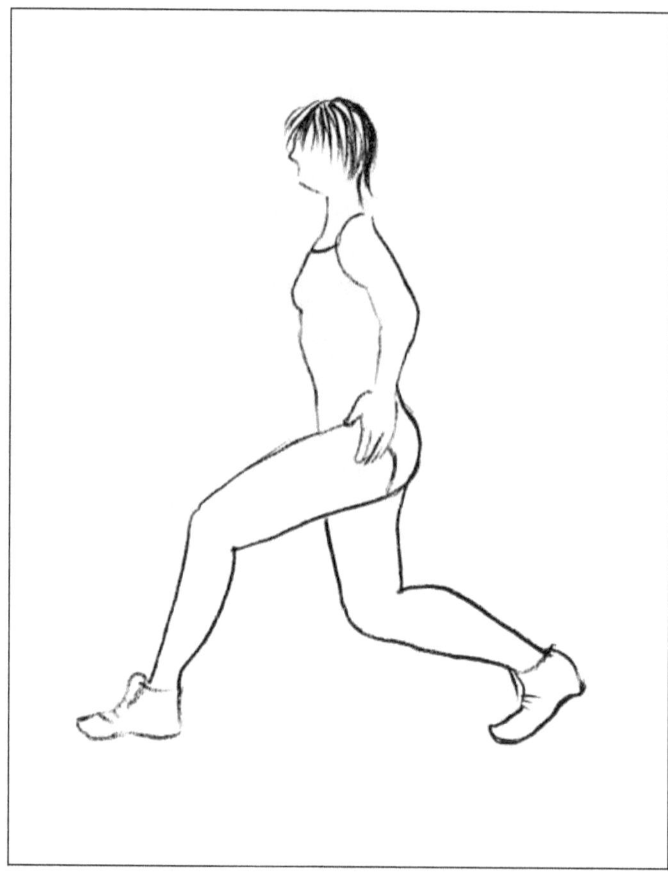

5. Apoyar las manos en un banco (si no disponemos de uno puede ser reemplazado por otro objeto, hasta por una pila de libros). Presionar con el cuerpo hacia abajo para elongar los brazos y los pectorales.

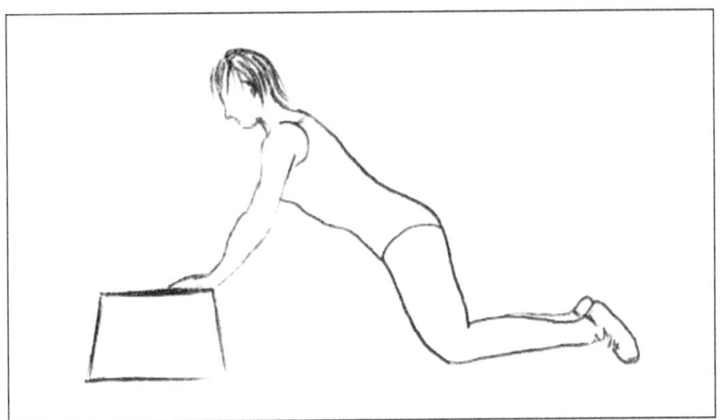

6. Flexionando los codos, pero sin doblar la cintura y el torso, acercar el pecho al banco. Hacer 3 series de 10 repeticiones.

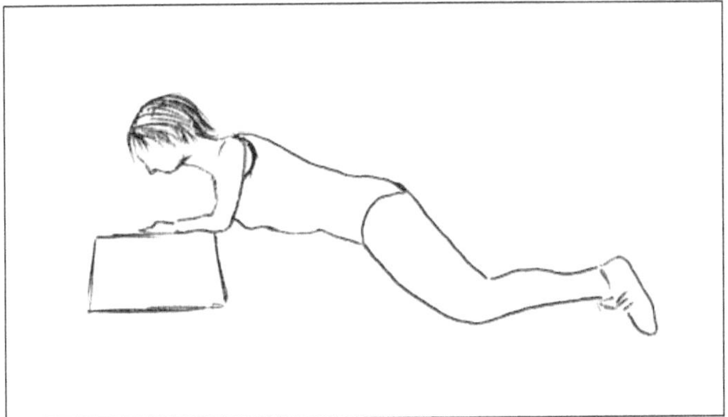

7 / 8. Para trabajar y elongar correctamente los músculos de los brazos, apoyar las rodillas en el suelo y estirar los brazos (7). Flexionar los codos y llevar el mentón casi hasta el suelo (8). Realizar 3 sesiones de 10 repeticiones.

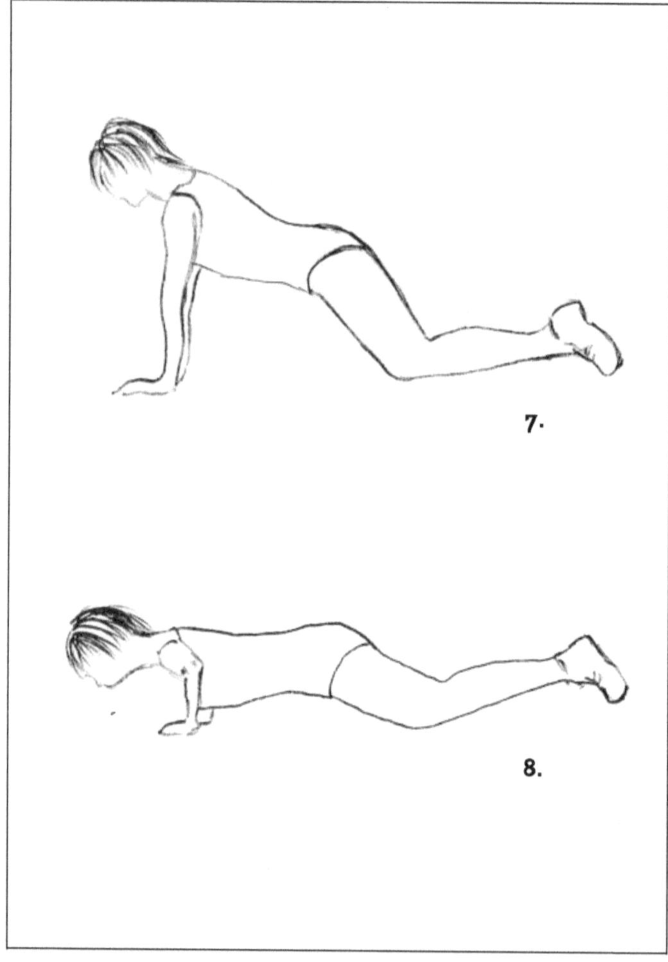

9/10. Al igual que el ejercicio anterior, realizar la misma rutina, pero separando las rodillas del suelo. Hacer 3 sesiones de 10 repeticiones. Este ejercicio es para quienes llevan un tiempo más largo de entrenamiento.

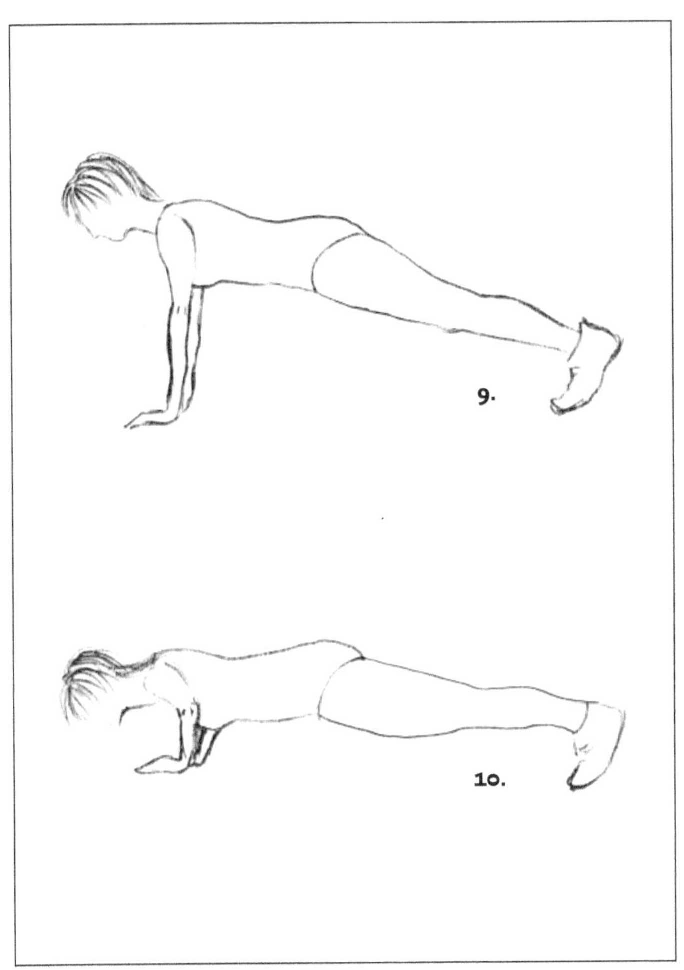

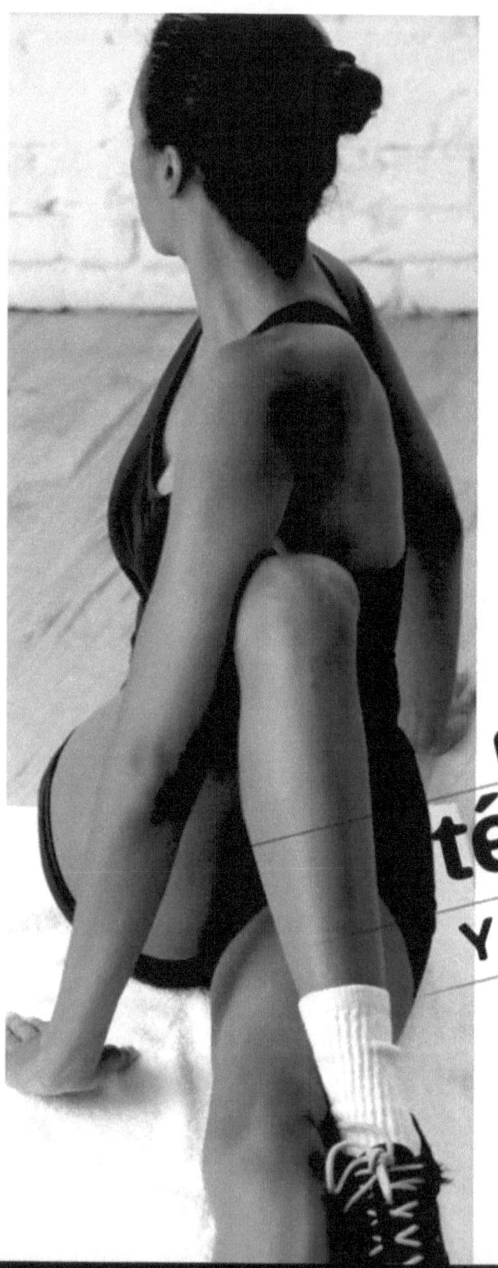

OTRAS
técnicas
Y RUTINAS

OTRAS TÉCNICAS Y RUTINAS

El gimnasio en casa, además de instalar una bicicleta fija, una cinta para correr o de equiparnos con algunas pesas para hacer complementos, nos brinda la posibilidad de poner en marcha otras técnicas o rutinas que también sirven para trabajar el cuerpo, pero que lo hacen de un modo más lento, pausado y calmo.

Hay técnicas como la relajación, yoga, reiki, pilates o hasta darnos un largo baño de inmersión que ayudan a lograr la tranquilidad luego de un día de trabajo y así poder sacar más provecho de una rutina de entrenamiento. Veamos en detalle algunas de estas opciones saludables:

LA RELAJACIÓN

La relajación es una técnica que se lleva a cabo mediante sencillos ejercicios de concentración, respiración y relax en los cuales se busca bajar las pulsaciones, normalizar nuestro pulso, olvidarnos de las tensiones cotidianas o prepararnos para una rutina de entrenamiento en óptimas condiciones. Los podemos realizar en casa, en el mismo lugar que asignamos al gimnasio, en cualquier horario del día.

Ejercicio de relajación lumínica

Este ejercicio goza de una serie de sencillos pasos que nos ayudará a despejar nuestra mente y a distender nuestro cuerpo, para que podamos bajar nuestro nivel de ansiedad, descansar bien y sentirnos renovados. Este ejercicio consta de dos partes.

PRIMERA PARTE:

Nos acostamos boca arriba, preferentemente sobre una colchoneta o una manta doblada y procedemos a lo siguiente:

• Respiramos lo más profunda y pausadamente que podamos tres veces, con plena conciencia del ingreso del oxígeno a nuestro cuerpo.

• Acto seguido, llevamos nuestra atención a nuestros pies. Nos tomamos el tiempo para sentirlos y después imaginamos que son muy pesados y que se relajan, que pesan mucho y que se relajan.

• Seguimos subiendo con nuestra conciencia y llevamos la atención a la tibia, al peroné y a las rodillas. Los sentimos e imaginamos su peso. Sentimos cómo pesan y se relajan; pesan y se relajan.

• Seguimos subiendo, muy lentamente, repitiendo lo mismo para los muslos, sus caras internas y externas, pantorrillas, área genital, glúteos y cintura.

• Ahora llevamos nuestra atención a través del abdomen, pecho, espalda, hombros, brazos y manos. Sentimos cómo pesan y se relajan, pesan y se relajan.

• Seguimos llevamos nuestra atención hacia el cuello, músculos de la cara, cuero cabelludo y, por último, mente. Imaginamos y sentimos cómo pesan y se relajan; pesan y se relajan.

• Volvemos a respirar profundamente tres veces y sentimos cómo nuestro cuerpo es un todo, pesa y se relaja; pesa y se relaja (vamos repitiendo al tiempo que suavemente lo vamos haciendo).

SEGUNDA PARTE:

Una vez que hemos conseguido una adecuada concentración en los pasos anteriores y tenemos conciencia de un organismo que pesa y se va relajando progresivamente, pasamos a una etapa de visualización.

• Imaginamos una luz cálida y bella, dorada y brillante que comienza a introducirse en nuestras mentes.

• Esa luz es totalmente revitalizante, de manera que siente cómo te despeja la mente y calma todas las ansiedades.

• Visualizamos cómo esa luz va bajando por nuestra cabeza, a través de nuestro cuello, hombros, espalda, brazos y manos, pecho, abdomen, cintura, glúteos, área genital, pantorrillas y muslos, rodillas, tibia y peroné, tobillos y finalmente pies.

• Podemos imaginar cómo esa luz va inundando cada órgano o parte de nuestro cuerpo, llenándolo de energía positiva.

• Cuando llegamos a los pies imaginamos y sentimos cómo la luz hace que nuestro cuerpo sea dorado y luminoso, pleno de vitalidad y equilibrio; la luz brota como un manantial tranquilo y vital, como haces de luz desde la planta de nuestros pies y comienza a moverlos poco a poco.

• Vamos moviendo todo el cuerpo lentamente, a impulsos de la luz dorada hasta ir desperezándonos del ejercicio y final- mente abrimos los ojos.

• Nos levantamos y elongamos el cuerpo, principalmente la espalda.

Con sólo dedicarle unos 30 minutos a este ejercicio, cada vez que volvemos a casa tensionados y nerviosos, empezaremos a ver los resultados.

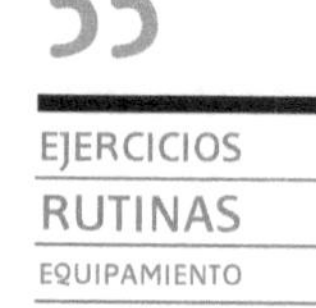

Ejercicio antiestrés

• Nos quitamos el calzado y nos vestimos con ropa muy cómo- da, preferentemente de fibras naturales, que no ajuste la cintu- ra, ni ninguna parte del cuerpo. Es mejor no usar ropa interior, que es generalmente sintética y ajustada.

• Nos sacamos el reloj, los anillos, las pulseras, cadenitas, etc. Tenemos que tener el menor contacto posible con materiales extranjeros a la piel y objetos "de sujeción". No debemos tener el pelo atado.

• De pie y muy suavemente hacemos varios movimientos giratorios lentos con los pies, con las manos y con la cabeza. Mucho cuidado al rotar la cabeza, especialmente si tenemos molestias en las cervicales. Nunca debemos forzar al cuerpo en las rotaciones, éstas se harán hasta donde podamos, sin sentir dolor ni tirones.

• A medida que hacemos estos giros, vamos respirando de manera profunda y completa.

• Nos acostamos sobre una colchoneta sobre el piso, o usamos una manta gruesa doblada (es importante que nos resulte cómodo, pero que no estemos hundidos, por eso desaconsejamos la cama).

• Dejamos una luz tenue y música relajante.

• Nos acostamos boca arriba, con todo el cuerpo estirado y de la manera más cómoda posible.

• Mantenemos el ritmo de respiración profunda.

• Y ahora comenzamos con técnicas de visualización: imaginamos primero un cielo azul maravilloso, sin una nube.

• Apelamos a nuestra memoria olfativa: recordamos el olor y la sensación del aire cuando el cielo está despejado y el placer que este recuerdo nos causa.

• Dibujamos en la mente bajo ese cielo imaginario un inmenso y profundo océano azul.

• Podemos observar que su superficie brillante está en completa calma y podemos oír las suaves olas.

• Disfrutamos de la profundidad y serenidad de ese mar durante otro ratito.

• Luego, a este cuadro le añadimos un bello sol amaneciendo.

• Nos sumergimos en todas las gratificantes sensaciones de frescura y renovación que nos transmite el amanecer todos y cada uno de los días de nuestra vida, situación que a veces, por cuestiones de la vida diaria, no disfrutamos.

• Disfrutamos durante unos instantes de esta sensación de plenitud.

• Por último, nos metemos en la escena, sintiendo cómo nuestros pies descalzos pisan una hierba tierna y húmeda de rocío.

• Disfrutamos de esta sensación de frescura y relajación por otro ratito.

Para terminar reforzamos una visualización del conjunto y durante varios minutos disfrutamos de la serenidad que nos aporta hasta que nos sentimos completamente relajados.

Ejercicios para relajar la zona lumbar

Este ejercicio está especialmente diseñado para que podamos aprender a relajar toda la musculatura de la espalda, que es donde muchas de las personas, sobre todo las que se dedican a trabajos sedentarios y bajo presión mental, tienden a acumular las tensiones.

Una espalda tensa provoca cefaleas, mala postura y malestares diversos, desde circulatorios hasta digestivos.

Y más allá de ser una herramienta para resolver las contracturas una vez instaladas, este ejercicio nos permitirá poder revertir las situaciones que acumulan tensión en las vértebras, es decir, para que seamos capaces de inhibir el automatismo de tensión.

EL EJERCICIO

Adoptamos nuestra postura de relajación favorita...
Sentimos nuestra respiración... está tranquila, profunda, suave... toda nuestra atención está puesta en ese proceso mecánico... observamos cómo el aire al entrar refresca las fosas nasales.

Simplemente observamos cómo el aire al entrar las refresca y las revitaliza...

El aire entra fresco a mi nariz... (inspiramos) y sale tibio (exhalamos), entra fresco... sale tibio...

Con cada respiración el oxígeno recorre nuestro cuerpo hasta llegar a la última célula.

Observamos nuestro cuerpo en este instante y sentimos las pequeñas modificaciones en el tono muscular antes y después del ejercicio...

Observamos, como desde afuera o como en un sueño, nuestras piernas...

Las sentimos completamente... un rato...

Ahora dirigimos nuestra atención exclusivamente a la pierna derecha... desde los dedos hasta el muslo... observamos su peso... cómo se afloja...

Se afloja y se relaja, se afloja y se relaja...

Ahora la pierna izquierda... la sentimos completamente... desde los dedos hasta el muslo... observamos su peso... cómo se afloja... cómo se relaja más y más... lo sentimos sin esfuerzo, es una situación que se genera como desde afuera de nuestra voluntad...

Ahora prestamos atención a la pelvis. Sentimos el hueso de la cadera cómo pesa sobre los glúteos, dedicamos unos momentos a percibir intensamente, sin esfuerzo, las sensaciones que vienen de la zona de la cadera...

Ahora empezamos a percibir toda la espalda, vértebra por vértebra, desde el coxis hasta las cervicales...

Imaginamos su bella curvatura ósea, su flexibilidad, la seguridad y confianza que nos brinda...

Ahora imaginamos una luz hermosa, azul y cálida, que la va iluminando, vértebra a vértebra, asciende lentamente... llenando de luz y de calor cada fragmento... relajando cada pequeño músculo... cada tendón...

A medida que los huesos se van "iluminando" se va expandiendo la sensación de calor y bienestar...

Visualizamos la luz azul ascender lentamente... sentimos cómo nos relajamos y nos revitalizamos más y más... es como una luz mágica que genera placer y bienestar cuando pasa... sentimos la espalda más relajada... más suelta... más descansada...

Suavemente, sin esfuerzo, permitimos que la luz azul y el calor llenen toda nuestra espalda... toda la columna, desde su base hasta la cabeza... observamos la sensación de relax... de bienestar...

Mantenemos una parte de la atención en la espalda y al mismo tiempo observamos nuestros brazos...

Sentimos el brazo derecho desde las manos hasta el hombro... cómo se afloja... cómo se relaja... más y más relajado...

Ahora sentimos el brazo izquierdo, desde los dedos hasta el hombro... cómo se afloja... cómo se relaja... más y más, debemos sentirlo sin esfuerzo...

Sentimos cómo podemos prestar atención al mismo tiempo a nuestra espalda, a nuestros brazos... a nuestras piernas... a nuestra cadera... a la cabeza..., unimos todas las sensaciones de calma, de sosiego, sin esfuerzo y observamos las sensaciones de tranquilidad y de bienestar en las que nos encontramos...

Dedicamos unos instantes a observar pasivamente esta calma y este bienestar.

Observamos cómo hemos modificado el tono muscular comparado con el que solemos tener en la vida cotidiana.

Prestamos atención a las sensaciones que día a día vienen del exterior, intentamos observarlas, en especial aquellas que creemos que son las generadoras de tensión, poco a poco la relajación irá impidiendo que nos contracturen.

Ahora seguimos inhalando y exhalando de manera relajada, profunda y completa.

Contamos hasta tres, comenzamos a abrir y cerrar las manos y damos por concluido el ejercicio.

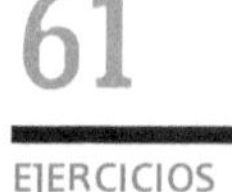

Ejercicio de Taichi

Este es un sencillo ejercicio que recoge de alguna manera los principios de las técnicas de Tai Chi.

Es muy fácil de hacer y la idea general será dejar que el cuerpo fluya y se mueva al compás de la música.

Necesitaremos una o varias canciones de música clásica o música New Age, que no sean estridentes ni nos alteren.

Elegiremos melodías sedantes, con instrumentos de viento y cuerdas, sonidos de la naturaleza, voces relajantes, etc.

• Nos situamos en una habitación a oscuras o con poca luz (preferentemente de velas aromáticas), encendiendo la música que elegimos, con volumen a nuestro gusto, sin miedo a poner el volumen alto si nuestro cuerpo lo pide y necesita.

• Comenzaremos de pie, con los brazos a lo largo del cuerpo.

• Durante unos instantes, sólo escucharemos la música, sin movernos y respirando profundamente tres veces.

• Comenzamos a mover los pies al son de la música, como nos guste y sintamos placer. Debemos moverlos como el cuerpo quiera y nadie nos está mirando, así que no tenemos por qué limitar nuestros movimientos ni avergonzarnos.

• Mantenemos el movimiento unos minutos.

• A continuación añadimos al movimiento de los pies, el de las piernas, sintiéndonos totalmente libres, a nuestro antojo, sin preocuparnos por hacer movimientos rítmicos o estéticos (después de todo, nadie estará mirándonos).

• Nos movemos durante unos minutos, según nuestro cuerpo nos pide y disfruta.

• Pasados unos instantes vamos añadiendo el movimiento de caderas, glúteos, abdomen y cintura.

• Bailamos relajadamente dejando que sea nuestro cuerpo el que lleve el ritmo y los movimientos.

• Nos entregamos al cuerpo y nos movemos según él lo pide, sin pensar en nada.

• Disfrutamos lo que estamos haciendo.

• Añadimos ahora a las partes del cuerpo que ya estamos moviendo las partes de la cintura para arriba, sin extender los brazos. Realizamos los movimientos que surgen y nos tomamos unos instantes para disfrutarlo.

• A continuación, ya estamos preparados para mover también los brazos y las manos.

• Debemos ser originales, escuchando a nuestro guía interior para que nos muestre cómo debemos bailar.

• Seguimos todas las indicaciones que surjan de nuestro interior, sin avergonzarnos ni reprimirnos. Liberemos nuestro cuerpo y nuestra mente.

• Por fin ya podemos empezar a mover también cuello y cabeza en el baile.

- Ahora ya todo nuestro cuerpo se mueve feliz y expansivo, liberándose de cualquier limitación.

- Disfrutamos este baile durante varios minutos.

- Para finalizar, comenzamos a levantar brazos y manos lentamente hacia arriba; mientras vamos balanceándonos a un lado y al otro como si fuéramos un árbol a merced del viento.

- Dejemos que este balanceo siga también el ritmo de la música que hemos venido bailando.

- Después de varios minutos, vamos bajando de nuevo los brazos hasta quedar en la posición inicial del baile.

- Así terminamos como empezamos: escuchando quietos unos minutos la música.

- Después ya podemos encender la luz.

Ejercicio de relajación mental

A veces nuestra mente no pude desprenderse de las preocupaciones y de los asuntos que la agobian, y cuando quisiéramos olvidarnos de todo para, por ejemplo, dormir, sentimos que esos pensamientos vuelven con fuerza obsesiva y que no podemos doblegarlos.

Por ello aquí va un sencillo ejercicio destinado específicamente a conseguir ese "desenchufe" y que le permite descansar a nuestra actividad mental.

Lo primero es buscarse un lugar tranquilo y cómodo donde podamos acostarnos plácidamente.

Este ejercicio se realiza con la habitación a oscuras y los ojos cerrados.

Una música agradable y un poco de incienso pueden ser utilizados para favorecer un ambiente de relajación.

• Respiramos profundamente tres veces.

• Eliminamos toda la tensión del cuerpo y vamos relajándolo desde los pies hasta la cabeza.

• Nos tomamos todo el tiempo que necesitamos, para hacerlo de forma pausada y sin presiones, disfrutando el momento.

• Ahora realizamos una visualización: imaginamos que nuestro cerebro tiene dos puertas.

• Vemos que las dos puertas están abiertas y cómo los pensamientos que entran por la puerta de la izquierda se van por la puerta de la derecha.

• Ahora cerramos mentalmente la puerta de la izquierda impidiendo que ningún pensamiento pueda entrar en nuestro cerebro.

• Centramos la atención en los pensamientos que aún dan vueltas por nuestra mente y los vamos despidiendo, al tiempo que observamos cómo van saliendo por la puerta de la derecha.

• Cuando haya salido el último pensamiento, cerramos mentalmente la puerta de la derecha.

• Ahora nuestro cerebro es una habitación vacía que está a oscuras.

• No hay pensamientos, no hay nada.

Mantenemos este estado de vacío mental todo lo que podamos, y si lo hacemos para poder dormir bien, dejémonos caer en el sueño manteniendo todavía esta sensación.

Ejercicio para relajar las articulaciones

Uno de los síntomas que se suele evidenciar cuando llevamos una vida sedentaria y estresante, es el endurecimiento de las articulaciones. Este ejercicio permitirá ir relajándolas, logrando una mayor elasticidad corporal y un mayor bienestar. Comenzaremos la práctica acostados boca arriba, aunque más adelante podremos realizar los ejercicios sentados, y posteriormente incluso de pie. Los ejercicios irán progresando hasta alcanzar una complejidad mayor, pudiendo integrar movimientos de la vida cotidiana como ejercicios de relajación articular.

Los ejercicios estarán focalizados sobre las diversas articulaciones con el objetivo de lograr una relajación muscular, que producirá una disminución de la tensión a la que se ven sometidas las estructuras articulares en las que se engarzan los diversos músculos que actúan sobre ellas, de forma que obtendremos:

• Corrección postural al liberar el conjunto articular de tensiones innecesarias; el cuerpo regresa a su actitud natural de forma espontánea.

• Movimiento más equilibrado debido a la disminución de la resistencia para actuar sobre las articulaciones.

• Relajamiento de la carga que sufre la articulación sometida a la tensión de los músculos.

• Toma de conciencia de la articulación liberada y su posterior amplitud cinética.

• Una distensión y una baja del tono muscular.

• Liberación de la respiración; los movimientos respiratorios se ven liberados de las contracturas y se produce una respiración natural.

Desde la primera vez en que hacemos intervenir todo el cuerpo en este ejercicio podremos observar cómo se comienzan a corregir las posturas que son sinónimo de tensión: cuello rígido, mandíbulas apretadas, hombros hacia arriba, musculatura de la frente tensa, labios apretados, lengua contra el paladar superior, etc.

EL EJERCICIO:

Al comienzo buscamos una posición que nos permita permanecer completamente inmóviles, con los ojos cerrados y realizando varias respiraciones completas (como vimos en el capítulo correspondiente).

• Sentimos las articulaciones de los dedos de las manos. Progresivamente vamos sintiendo las de las muñecas.
• Ahora sentimos las articulaciones de los codos.
• Sentimos las articulaciones de los hombros.
• Sentimos las articulaciones vertebrales cervicales y ahora comenzamos a bajar.
• Sentimos las articulaciones vertebrales dorsales.
• Sentimos las articulaciones vertebrales lumbares.
• Sentimos las articulaciones de la cadera.
• Sentimos las articulaciones de las rodillas.
• Sentimos las articulaciones de los tobillos.
• Sentimos las articulaciones de los dedos de los pies.

Finalizaremos prestando atención a la sensación general que hemos obtenido, luego hacemos dos respiraciones completas, abrimos y cerramos las manos y abriremos los ojos.

Repetimos cada instrucción lentamente seis veces, con la única consigna de sentir, sin especificar qué tipo de relajamiento hay que hacer sobre cada articulación. Cada uno sabe cómo sentirá esa parte de su cuerpo que a veces olvida.

Es probable que aparezcan sensaciones de peso, de relax, de ligereza; son normales y forman parte real de la experiencia individual.

Durante una semana hacemos este ejercicio como se ha detallado hasta ahora y entonces pasamos a un segundo ejercicio en que se incluye el movimiento; la instrucción de "muevo lentamente la articulación" implicará siempre una flexión breve y corta en amplitud, excepto en la columna vertebral donde realizaremos una suave rotación a derecha e izquierda de los segmentos referidos, que en el caso de la columna dorsal y lumbar implicarán una rotación ligera de todos los segmentos desde el cuello hasta la zona lumbar, aunque la atención se centrará en la zona sobre la que estamos trabajando. Los movimientos que se consignan a continuación deben hacerse 6 veces:

• Sentimos las articulaciones de los dedos de las manos. Progresivamente vamos sintiendo las de las muñecas al tiempo que las movemos lentamente unas 6 veces.

• Ahora sentimos las articulaciones de los codos, al tiempo que las movemos lentamente unas 6 veces.

• Sentimos las articulaciones de los hombros, al tiempo que las movemos lentamente unas 6 veces.

• Sentimos las articulaciones vertebrales cervicales, al tiempo que las movemos lentamente unas 6 veces.

• Y ahora comenzamos a bajar.

• Sentimos las articulaciones vertebrales dorsales, al tiempo que las movemos lentamente unas 6 veces.

• Sentimos las articulaciones vertebrales lumbares, al tiempo que las movemos lentamente unas 6 veces.

• Sentimos las articulaciones de la cadera, al tiempo que las movemos lentamente unas 6 veces.

• Sentimos las articulaciones de las rodillas, al tiempo que las movemos lentamente unas 6 veces.

• Sentimos las articulaciones de los tobillos, al tiempo que las movemos lentamente unas 6 veces.

• Sentimos las articulaciones de los dedos de los pies, al tiempo que las movemos lentamente unas 6 veces.

Terminamos el ejercicio prestando atención a la sensación general del cuerpo, luego hacemos dos respiraciones completas, abrimos y cerramos las manos y abrimos los ojos.

Ejercicios de relajación con visualización

Los ejercicios de relajación con visualización se realizan con imágenes que vamos formando dentro de nuestra cabeza, que nos generan una situación placentera y que podemos ir controlándolas.

Estos métodos se van basando en la construcción mental de situaciones, para no sólo obtener una situación relajante en el momento sino también para adiestrar nuestra mente para que genere imágenes positivas que tengan que ver con el placer y el goce, en vez de las que aprendemos a crear desde chicos (y la liberación de dopaminas generadas por el estrés): imágenes de temor y de aprensión por lo que el futuro nos puede deparar. Es decir, aprendemos a utilizar nuestra mente de nuevo, como si naciéramos otra vez.

Cada persona se sentirá mejor, más libre o más tranquila con diferentes escenas visualizadas; las que seleccionamos para este trabajo son las más frecuentes, o, mejor dicho, las que resultan efectivas para más cantidad de personas.

Pero de lo que se trata es de transmitir una técnica; así como hay quien se tranquiliza visualizando nubes en tonos azules, no falta quien accede a la relajación imaginando que es un perro grande, de una raza tranquila y que está durmiendo al sol. Una vez que se domina esta herramienta, cada uno la adaptará a las fantasías que mejor se acoplen a su ser esencial.

Visualización: relajación en las nubes

Adoptamos nuestra postura de relajación favorita, por unos momentos simplemente algo se detiene, observamos ese algo que cesa...

Cuando nos vamos disponiendo a la relajación concluye la necesidad de apuro y de prisa... a partir de ahora la velocidad no importa... lo que importa es la calma... estamos calmados y eso es lo que más nos importa...

Nos importa la calma, es el sentimiento al que queremos acceder y nada más nos importa... nos importa relajarnos... nos aflojamos... importa aflojar... descansar...

Sentimos nuestra respiración... está tranquila, profunda, suave... toda nuestra atención está puesta en ese proceso mecánico... observamos cómo el aire al entrar refresca las fosas nasales... simplemente observo cómo las refresca y las revitaliza...

El aire entra fresco a mi nariz... (inspiro) y sale tibio (exhalo), entra fresco... sale tibio...

Con cada respiración el oxígeno recorre mi cuerpo hasta llegar a la última célula.

Mientras respiro mi cuerpo se relaja... más y más...

Ahora, una vez que estamos relajados empezamos a visualizar una nube cálida que desciende sobre nosotros, es bella y cálida y sentimos cómo nos envuelve...

Esta nube maravillosa comienza a tocarnos desde los pies; a medida que la nube los envuelve los sentimos más livianos, es de un color blanco luminoso y nos transmite su tibieza..., la nube tiene efectos positivos y placenteros sobre cada lugar en que contacta con nuestro cuerpo, los pies se vuelven livianos y descansan, la circulación mejora a medida que los vamos sintiendo más livianos, casi etéreos...

Nuestra respiración es tranquila y cada vez lo es más... a medida que respiramos el cuerpo se va aflojando más... más tranquilos.... más relajados...

La nube contacta ahora con nuestras pantorrillas y los músculos que son tocados por esa envoltura radiante se relajan, los gemelos se relajan, más y más...

Con cada respiración nos vamos sintiendo más y más relajados.... más descansados...

...se van relajando las rodillas, que entran en la nube...

...el contacto de la nube llega ahora cálidamente a los muslos...

...ambos muslos, derecho e izquierdo, están relajados... descansados... tibios.

La nube sigue lentamente contactando con nuestro cuerpo, toca nuestras caderas y las aligera, son ahora más livianas... cálidas... toca nuestro abdomen y lo llena de una liviana energía... y el pecho...

...todo el tronco está ahora ligero... relajado... liviano... tibio... descansado... muy ligero... muy descansado... toca nuestras caderas y las vuelve ligeras, toca el abdomen... y el pecho... todo el tronco ligero... relajado...

Nuestra respiración es tranquila, con cada respiración nuestro cuerpo se relaja más y más... más tranquilo... más relajado...

La nube contacta ahora con mis brazos, siento los dedos de ambas manos más livianos, como si fueran a despegarse de la colchoneta... las manos están livianas... las muñecas livianas... tenemos los antebrazos relajados... descansados... ligeros... los brazos ligeros...

Nos decimos que estamos relajados... descansados... colchoneta... las manos livianas... las muñecas ligeras... los brazos relajados... descansados... livianos... los brazos ligeros.... relajados... descansados...

La nube nos envuelve y nos acoge con su calidez, nos comunica su ligereza, siento todo mi cuerpo liviano, etéreo... nuestra cabeza está liviana y feliz... los brazos... el tronco... las piernas... la cabeza... los brazos... el tronco... las piernas... todo nuestro cuerpo está ahora muy relajado... muy descansado... tomamos conciencia de este estado de relax... de paz... de tranquilidad...

Sentimos nuestra respiración profunda.

Toda nuestra atención está ahora puesta en la respiración... sentimos cómo entra y cómo sale el aire de nuestros pulmones...

Simplemente observamos pausadamente cómo entra el aire fresco en nuestros pulmones y cómo nuestro cuerpo lo entibia y lo expulsa suave y tibiamente...

Con cada respiración el oxígeno llena nuestro cuerpo, lo que nos hace ser más ligeros, más livianos...

Nuestra circulación mejora, podemos visualizar cómo recorre

todo nuestro cuerpo entibiado por la nube cálida y cómo va llevando oxígeno y nutrientes a todas nuestras células...
Nuestro cuerpo se relaja...
Más... más relajados y tranquilos....
Nos vamos preparando para concluir el ejercicio, pero preservando los efectos benéficos que hemos obtenido.
Empezamos a abrir y cerrar la manos lentamente, tomando conciencia de las pequeñas articulaciones de los dedos...
Tomamos aire más profundamente y abrimos los ojos... conservando el estado de relax y calma que hemos conseguido con este ejercicio.

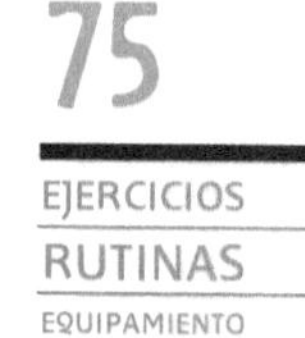

YOGA, UNA EXCELENTE TÉCNICA DE MEDITACIÓN

La meditación es una experiencia que no puede describirse, de la misma forma que no existen las palabras para definir el color rojo o el azul. Cuando uno ha visto y conoce un color, lo identifica rápidamente, pero no podría describírselo a una persona privada de la vista.
Y no podemos a priori entender qué es la meditación porque toda nuestra experiencia cotidiana está fuertemente limitada por las nociones aprehendidas de tiempo, espacio y causa. Y

nuestra conciencia y conocimiento normales no son capaces, sin entrenamiento, de trascender estos límites.

La experiencia finita, la cual se mide en términos de pasado, presente y futuro, no puede ser trascendental.

Pero el tiempo no existe. Es una invención del aspecto más humano, menos divino, del hombre. Los conceptos de tiempo son ilusorios, ya que no tienen permanencia. El presente, inmensurablemente pequeño y efímero, no puede retenerse. Pasado y futuro no existen en el presente. Vivimos en una ilusión.

El estado meditativo trasciende todas estas limitaciones. En él no hay pasado ni futuro, ni espacio, ni causa. La meditación difiere del sueño profundo ya que genera profundos cambios en la psique. Refrenando y calmando las oscilaciones de la mente, la meditación trae paz mental.

A nivel físico la meditación ayuda a prolongar los procesos anabólicos de crecimiento y reparación, y a reducir los catabólicos o procesos de decaimiento. Normalmente los procesos anabólicos predominan hasta la edad de 18 años. De los 18 a los 35 hay un balance entre ambos, y luego de los 35 los procesos catabólicos predominan. La meditación puede reducir significativamente el descenso catabólico. Esto es por la receptividad innata de las células del cuerpo.

Cada célula de nuestro cuerpo está gobernada por la mente instintiva subconsciente. Todas tienen una conciencia individual y colectiva. Cuando los pensamientos y deseos fluyen en el cuerpo, las células se activan, el cuerpo siempre obedece a la demanda del grupo. Está científicamente probado que los pensamientos positivos traen resultados positivos a las células.

Como la meditación trae un estado positivo prolongado a la mente, rejuvenece las células del cuerpo y retarda el decaimiento.

Uno no puede aprender a meditar, no más de lo que uno puede aprender a dormir. Uno falla en ambas situaciones. Pero hay ciertos puntos para tener en cuenta relacionados con las técnicas y los estados de la meditación:

Debes establecer un ordenamiento para tus prácticas de meditación. La regularidad en el tiempo, lugar y práctica es muy importante, porque condiciona a la mente para ralentar sus actividades minimizando el esfuerzo.

Las horas más efectivas son al amanecer y al atardecer, cuando la atmósfera se carga con una fuerza espiritual especial. Si no es posible sentarse a meditar a estas horas, elige una hora en la que no estés involucrado con actividades diarias, una hora donde la mente esté apta para serenarse.

• Trata de poseer un cuarto adecuado y separado de otras actividades, que uses de manera específica para la meditación.

• A medida que se repite la meditación, poderosas vibraciones se asentarán en esa área, una atmósfera de paz y pureza podrá sentirse.

• Selecciona tu orientación.

• Cuando te sientes, mira hacia el norte o hacia el este para poder tomar ventaja de las vibraciones magnéticas favorables. Siéntate en una postura firme, confortable, las piernas cruzadas, la columna y el cuello erguidos sin tensiones.

• Antes de comenzar, ordena a la mente mantenerse quieta por un período de tiempo determinado.

• Olvida el pasado, presente y futuro.

• Regula la respiración conscientemente.

• Comienza con cinco minutos de respiración abdominal profunda para llevar oxígeno al cerebro. Luego enlentece el ritmo hasta hacerlo imperceptible.

• Mantén la respiración rítmica.

• La regularidad en la respiración regula también el fluir del Prana, la energía vital.

• Debes permitir que la mente divague al comienzo.

• Saltará de un lado a otro, pero eventualmente se volverá más concentrada, junto con la concentración del Prana.

• No intentes forzar a tu mente.

• No la obligues a mantenerse apacible, porque eso se trata de un movimiento consciente que la tensionará, y esa tensión se transformará en ondas cerebrales adicionales que impedirán la meditación.

• Elige un punto de concentración en el cual la mente pueda descansar.

• Para las personas que son de naturaleza intelectual, será el Ajna Chakra, el punto entre las cejas. Para las personas más emocionales, se usa el Anahata o Chakra del Corazón. Una vez que, con ánimo sereno, has elegido un punto de concentración, no lo cambies nunca.

• Concéntrate en un objeto neutral o elevado, manteniendo esa imagen en el punto de concentración.

• Si usas un Mantra, repítelo mentalmente, y coordina la repetición con la respiración. Si no tienes un mantra personal, utiliza Om. A pesar de que la repetición mental es más poderosa, el mantra puede repetirse en forma audible si uno comienza a sentirse soñoliento. Nunca cambies el mantra. La repetición llevará al pensamiento puro, en el cual la vibración del sonido se une con la repetición mental, sin conciencia del significado. La repetición audible progresa y lleva a la repetición mental, de allí a la repetición telepática, y luego al pensamiento puro.

Con práctica, la dualidad desaparece y se alcanza Samadhi o estado de súper conciencia.

No seas impaciente, ya que esto lleva tiempo.

En Samadhi uno descansa en el estado de dicha, en el cual el conocedor, el conocimiento y lo conocido se vuelven uno. Este es el estado de súper conciencia alcanzado por los místicos de todas las creencias y credos.

Si meditas por media hora, una hora en forma diaria, serás capaz de enfrentar la vida con paz y fortaleza espiritual.

La meditación es el tónico nervioso y mental más poderoso. La energía divina fluye libremente en el adepto durante la meditación, ejerce una influencia benigna en la mente, los nervios, los órganos sensoriales y el cuerpo. Abre la puerta a un conocimiento intuitivo y reinos de dicha eterna. La mente se vuelve calma y firme.

MÉTODO PILATES, UN SISTEMA EN AUGE

La finalidad del método es conseguir fuerza abdominal, mejorar la flexibilidad y tener un control total del cuerpo. Los movimientos del método están basados en seis principios básicos:

1. CONCENTRACIÓN

Se debe prestar atención a los movimientos que se están haciendo. La mente es indivisible del cuerpo para la correcta realización de esta técnica. La mente debe intervenir en cada movimiento y cuando el cuerpo y la mente funcionen como un equipo se alcanzará un programa de ejercicio ideal.

La concentración es uno de los principios fundamentales para la buena práctica del método aunque todos ellos estén interrelacionados y sean dependientes entre sí.

El que practique Pilates debe concentrase totalmente en su cuerpo, en sus movimientos y en su respiración (la concentración en Pilates difiere de la concentración focalizada del fisicoculturismo o culturismo). Para notar los verdaderos beneficios del método es necesario aprender a mantener el nivel de concentración al máximo. La concentración nos llevará irremediablemente al control, y de la misma manera el control consciente nos lleva a la concentración total.

2. CONTROL

En el método Pilates es muy importante que la mente controle completamente cualquier movimiento físico. En otras palabras, el movimiento y la actividad descontrolados producen un régimen de ejercicios fortuito y contraproducente. Algunos programas de ejercicios no dan importancia a este control y es por eso por lo que la gente se suele lesionar. El método Pilates se articula en torno al control muscular, es decir, sin movimientos bruscos, causales o irregulares, con el objetivo de evitar lesiones. Asimismo, el control mental es básico ya que el método considera la mente como indivisible del cuerpo.

En el método Pilates es muy importante que el córtex cerebral, y no las zonas profundas de nuestro cerebro, controle completamente cualquier movimiento físico.

Con el control consciente de las partes altas y frontales de nuestro cerebro evitaremos lo siguientes perjuicios que se pueden provocar durante la práctica del método Pilates:

Movimientos rápidos y descontrolados:

Cuando vemos que nos está picando un mosquito realizamos un movimiento rápido y descontrolado, este movimiento ha sido ordenado por las zonas profundas de nuestro cerebro, no ha sido un movimiento reflexivo y de ahí viene su rapidez, pero también su descontrol. En cambio, si queremos matar una mosca, utilizamos la técnica y no la velocidad. Este ejemplo sirve para ver la diferencia entre un movimiento controlado y un movimiento descontrolado.

Movimientos parasitarios:

Cuando una acción se repite multitud de veces, el cerebro crea conexiones de alta velocidad para que dicha ejecución o movimiento resulte más sencilla. Pero esto es contrario a lo planteado en el método Pilates, ya que la repetición masiva de un movimiento o una postura trae irremisiblemente movimientos parasitarios al movimiento en ejecución. Para evitar esto, tenemos que volver al primer principio básico de este deporte, "la concentración".

Movimientos incorrectos:
Puede que tengamos la concentración necesaria, pero no la técnica adecuada. Para adquirir una buena técnica controlada es necesario la guía de un instructor capacitado que evite que se realicen movimientos controlados y conscientes pero equivocados.

3. CENTRALIZACIÓN

El cuerpo humano tiene un centro físico del que emanan todos los movimientos. Pilates (su creador) llamó a esta zona como Powerhouse o Mansión del poder (comprendida por el abdomen, la parte inferior de la espalda y las nalgas). El método Pilates presta mucha atención al reforzamiento de este centro. Los músculos que están relacionados con la Mansión del poder sujetan la columna vertebral, los órganos internos y la postura que se adopta. Prácticamente, todos los ejercicios de Pilates se centran en el Powerhouse, con el fin de estabilizar el torso y poder estirar y alargar el cuerpo. La centralización mejora la cintura, reduce el estómago y corrige la postura que se adopta con el fin de prevenir tanto el dolor de espalda como otras enfermedades.

Pilates descubrió la importancia de un centro del cual partía toda la energía del cuerpo, centro al que llamó "Mansión del poder", el cual está constituido por los músculos que circundan el cuerpo, justo debajo de la cintura, alrededor de la pelvis. Se sabe ahora, a través de estudios recientes, que hasta los movimientos de precisión de la mano (como los que nos permiten escribir, por ejemplo) necesitan de la participación activa de los músculos de la pelvis, real fundamento del movimiento. Es por eso que los ejercicios Pilates se inician en la Mansión del poder donde se encuentran los músculos abdominales, lumbares, de las caderas y de las nalgas. Para desarrollar la totalidad de estos, y de manera equilibrada, se necesita un trabajo de mucha precisión. Los músculos más profundos, y por eso los más difíciles de ejercer, piden un acercamiento particular: sus debilidades o sobrecarga pueden desencadenar trastornos y dolores del sistema músculoarticular.

4. FLUIDEZ DE MOVIMIENTO

Durante la práctica del método es clave realizar los ejercicios con fluidez, ni muy rápido ni muy lento. En Pilates no existen movimientos aislados o estáticos, sino que se sigue el fluir natural del cuerpo. El que practique este método no debe apresurarse en ningún paso, los movimientos deben ser suaves y uniformes, pues un movimiento rápido puede causar lesiones. Se debe pasar al ejercicio siguiente en cuanto se siente el esfuerzo, evitando los movimientos rígidos o espasmódicos.

En el método Pilates debe existir un arte del movimiento logrando una fluidez que haga de la gimnasia una danza en la que no existan movimientos aislados o estáticos, sino que siga el fluir natural del cuerpo.

En los movimientos fluidos cuaja la armonía de uno con el todo y del todo con uno mismo bajo un constante movimiento.

Se hace imprescindible no detener el movimiento, antes de terminar se debe estar empezando el siguiente y hasta las pausas tienen que tener su momento y su espacio.

Obteniendo fluidez en los movimientos se pueden evitar movimientos bruscos, aceleraciones y desaceleraciones innecesarias, previniendo dolores musculares y lesiones.

5. PRECISIÓN

La precisión va en conjunto con el segundo principio, el "control". Pilates decía: "Cada vez que hagas ejercicio, concéntrate en los movimientos correctos, si no los harás mal y no servirán para nada". Se deben coordinar todos los movimientos y, en cuanto se conocen los pasos de cada ejercicio y uno se siente cómodo, se debe tomar el control del cuerpo e intentar hacer los movimientos correctos en cada ejercicio.

Al igual que los anteriores principios elementales del método, un principio nos lleva al otro de forma que todos pertenecen al mismo y en su conjunto forman un todo que es el método Pilates.

Para llegar a la precisión de los movimientos, es necesario tener control y por supuesto que para obtenerlo se hace imprescindible la máxima concentración. La precisión de los movimientos, al igual que en el resto de las actividades gimnásticas, contribuye a lograr la perfección en el método Pilates. Esto es más

importante que en el resto de los deportes o especialidades deportivas de los cuales ha surgido, como el yoga o el *fitness.*
Las cuidadas posturas sin el control y sin la precisión pueden provocar una lesión segura, padecer dolores en la columna vertebral o, como mínimo, no notar los impresionantes beneficios que tiene el método.

6. RESPIRACIÓN

El método Pilates hace hincapié en la importancia que tiene la pureza del flujo sanguíneo. Esta pureza se mantiene respirando correctamente mientras se hacen los ejercicios, al oxigenarse la sangre y eliminarse los gases nocivos. Joseph H. Pilates llegó a la conclusión de que la mejor técnica respiratoria para expulsar lo malo y absorber lo bueno es una exhalación plena forzada, seguida de un hinchado completo de los pulmones mediante una inhalación profunda. Por regla general, se inhalará para prepararse para un movimiento y se exhalará mientras se ejecuta.

La respiración es una función vital que permite la absorción del oxígeno y el rechazo del gas carbónico.

El solo hecho de pensar en la respiración influye inconscientemente en su ritmo. Fenómeno voluntario e involuntario a la vez, es una complejidad de mecanismo nervioso, fisiológico, mecánico y también psicológico. Así, una "desafinación" respiratoria puede ser responsable de otras disfunciones, como dolores o malas coordinaciones.

Los beneficios del método Pilates

Los resultados del método Pilates comienzan a notarse en seguida, de modo que durante la primera sesión ya se siente que los músculos están trabajando. El método Pilates no sólo logra cambiar el cuerpo sino también la mente y la forma de relacionarse con el entorno. Para conseguirlo, se basa en un profundo control del cuerpo y la mente con el fin de activar el sistema sanguíneo y el linfático, estirando cada músculo y tendón para estilizar el cuerpo. Todo se realiza bajo un estricto control del sistema cerebral y de ese modo se consigue el esculpimiento del cuerpo, trabajando simultáneamente físico, mente y espíritu.

La clave de Pilates es ejercitar el cuerpo desde el centro (Powerhouse) hasta las extremidades, adoptando prácticamente todas las posturas posibles, algunas increíbles. Para maximizar sus beneficios, el "paciente" debe ir superando poco a poco distintas fases y ejercicios, siendo el control de la respiración indispensable para activar cada músculo con un propósito específico.

Pilates trabaja minuciosamente cada engranaje del cuerpo para devolverle su funcionalidad y sacarle el máximo rendimiento obteniendo resultados espectaculares.

Algunos de los principales beneficios de Pilates son:

• Ofrece un acondicionamiento físico y mental desarrollando un cuerpo armónico.

• Fortalece las articulaciones y alcanza la armonía entre el cuerpo y la mente.

• Usando la gimnasia correctiva, permite acelerar la recuperación tras una lesión y mejorar las secuelas de trastornos como la osteoporosis y la escoliosis.

• Permite sacar el máximo rendimiento al organismo con el mínimo estrés o daño.

• Combinando elementos de quinesioterapia y yoga, logra hacer a la persona partícipe de su propia rehabilitación y consciente de la prevención de futuros trastornos.

• Mejora la postura y alivia los dolores lumbares, desarrollando los músculos abdominales.

• Favorece la agilidad, la coordinación, la destreza, el equilibrio corporal y la flexibilidad.

• Estimula la circulación sanguínea y tonifica los grandes grupos musculares sin olvidarse de los músculos pequeños y profundos.

• Desenvuelve los músculos que soportan la espalda, eliminando dolores crónicos.

• Revitaliza, entrega gracia y habilidades naturales a los movimientos.

• Alivia problemas relacionados con el estrés, disminuyendo tensión, ansiedad y fatiga.

• Desarrolla la concentración y atención.

• Aporta gran vitalidad y fuerza permitiendo minimizar el esfuerzo para realizar las tareas cotidianas más pesadas o de cualquier otro tipo.

Tener en cuenta

Las sesiones de Pilates se imparten en centros muy exclusivos y, por ello, muchas veces demasiado caros. Además, dado que los instructores deben ser diplomados y no hay demasiados, las posibilidades se reducen. Sin embargo, para poder implementar esta técnica en nuestra casa, existen videos y clases interactivas, que nos dan la posibilidad de trabajar sobre una colchoneta y siguiendo una rutina mediante un dvd o un vhs.

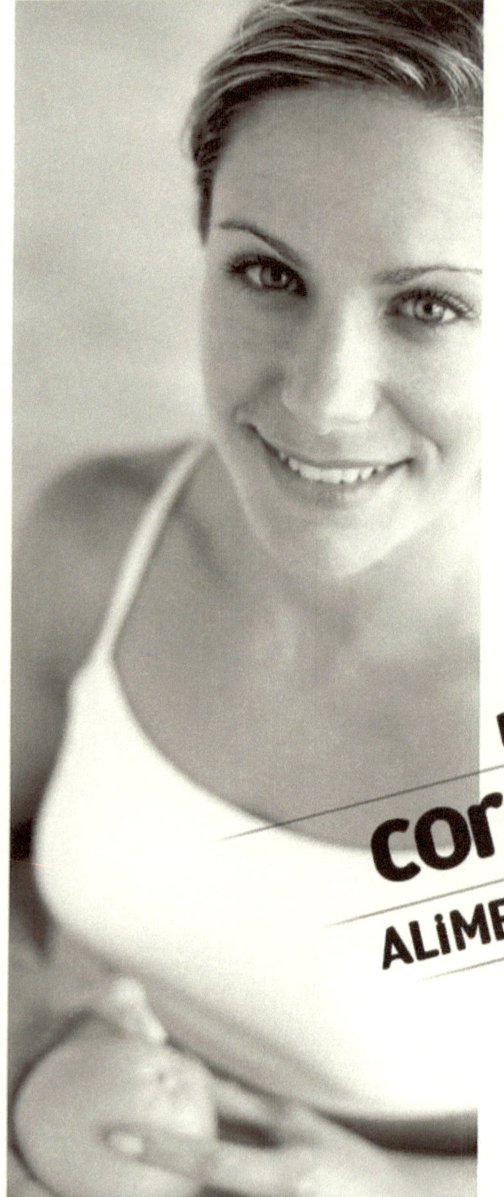

91
EJERCICIOS
RUTINAS
EQUIPAMIENTO

UNA
correcta
ALIMENTACIÓN

/ El gimnasio en casa

UNA CORRECTA ALIMENTACIÓN

A lo largo de este libro hemos visto de qué manera el ejercicio ayuda a mejorar todos los aspectos de nuestro cuerpo. Y, en ese sentido, cuando lo que se busca es bajar de peso, hacer dieta y mejorar el aspecto estético, la activad deportiva y la alimentación se toman de la mano. Es decir, para que el sacrificio que hacemos en el gimnasio valga la pena y sea duradero, lo tenemos que acompañar con una alimentación adecuada.

El ejercicio como aliado para adelgazar

Hacer ejercicios implica también un compromiso tenaz, pero el resultado siempre aportará, además de la baja de peso, el mejor aspecto de un cuerpo tonificado y con una postura corporal agradable. Y esta dupla de ejercicios y dieta funciona complementariamente: si somos incapaces de sacrificar nuestros hábitos alimenticios, o de contar efectivamente las calorías que llevamos a la boca, podemos recurrir a un entrenamiento físico más intensivo. Por el otro lado, si nos cuesta seguir una rutina física exigente, la dieta que tendremos que seguir será más rigurosa.

Huelga decir que lo ideal es hacer una elección cuidadosa y saludable de las comidas que tomamos y, a la vez, tener una actividad física adecuada a nuestra edad y a nuestro cuerpo. Los ejercicios físicos son un aliado excelente para perder peso, por dos razones fundamentales:

• Hacen que el metabolismo se acelere y que el organismo gaste más calorías de las que consume, por lo que inevitablemente se pierde grasa y por lo tanto kilos.

• Evitan que en el futuro el peso fluctúe, pues sustituye la grasa con masa muscular (cuyo mantenimiento tiene un mayor requerimiento calórico).

Ejercicios para mejorar nuestro cuerpo

Las dietas para adelgazar que se ocupan únicamente de reducir la ingesta calórica, sin incluir ningún tipo de actividad física, suelen ser ineficaces porque un 25% de ese peso perdido puede ser de masa muscular.

Aunque en la báscula en la que nos pesamos indique que hemos bajado de peso, puede que los porcentajes del cuerpo (es decir, el porcentaje de grasa respecto al peso total en relación con el porcentaje de masa muscular) hayan incluso empeorado, porque se ha perdido masa muscular.

Dado que el ritmo metabólico basal (RMB) está directamente relacionado con el porcentaje muscular que se tenga en el cuerpo, si se pierde masa muscular, el RMB será más lento, por lo que se consumen menos calorías.

En pocas palabras, si se pierde músculo se tiene muchas posibilidades de volver a engordar.

La clave para no volver a engordar a largo plazo consiste en darse cuenta de la importancia de mantener o aumentar la cantidad de fibra muscular del cuerpo. Al desarrollar músculo o aumentar su porcentaje, se aumenta el ritmo metabólico, que es el consumo de calorías que el cuerpo necesita para sostener sus funciones, lo cual ofrece muchas posibilidades de mantenerse en ese peso a largo plazo.

Dado que el RMB constituye entre el 60 y el 70% del consumo energético diario, incluso un modesto incremento del RMB puede alterar positivamente los porcentajes del cuerpo. Aunque hay otros factores como la edad y la genética que también determinan el RMB, el porcentaje de masa muscular es un factor que no se debe pasar por alto. Al subir el ritmo metabólico, se quemarán más calorías durante todas las actividades, incluso al estar sentados, tumbados y durmiendo.

Por cada 400 gr de masa muscular que se añade, el cuerpo consume 35 calorías al día, o lo que es lo mismo entre 1,2 y 1,6 kg de grasa al año.

Debemos tener esto muy en la cabeza cuando no encontramos tiempo ni ganas para comenzar una actividad física.